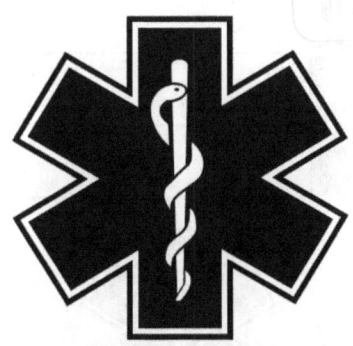

THIS LOG BOOK BELONGS TO:

_____

DATE: _____

UNIT #: _____

COVERAGE AREA: _____

PARTNER: _____

RUN #: _____   DISPATCH CODE: _____

TRANSPORTED TO: _____

NOTES: _____
_____
_____
_____
_____

RUN #: _____   DISPATCH CODE: _____

TRANSPORTED TO: _____

NOTES: _____
_____
_____
_____
_____

RUN #: _____ DISPATCH CODE: _____

TRANSPORTED TO: _____

NOTES: _____

_____

_____

_____

_____

RUN #: _____ DISPATCH CODE: _____

TRANSPORTED TO: _____

NOTES: _____

_____

_____

_____

_____

RUN #: _____ DISPATCH CODE: _____

TRANSPORTED TO: _____

NOTES: _____

_____

_____

_____

_____

DATE:

UNIT #:

COVERAGE AREA:

PARTNER:

RUN #: _____   DISPATCH CODE: _____

TRANSPORTED TO: _____

NOTES: _____
_____
_____
_____
_____

RUN #: _____   DISPATCH CODE: _____

TRANSPORTED TO: _____

NOTES: _____
_____
_____
_____
_____

RUN #: _____   DISPATCH CODE: _____

TRANSPORTED TO: _____

NOTES: _____
_____
_____
_____
_____

RUN #: _____   DISPATCH CODE: _____

TRANSPORTED TO: _____

NOTES: _____
_____
_____
_____
_____

RUN #: _____   DISPATCH CODE: _____

TRANSPORTED TO: _____

NOTES: _____
_____
_____
_____
_____

DATE:
UNIT #:
COVERAGE AREA:
PARTNER:

RUN #: _____   DISPATCH CODE: _____

TRANSPORTED TO: _____

NOTES: _____

_____
_____
_____
_____

RUN #: _____   DISPATCH CODE: _____

TRANSPORTED TO: _____

NOTES: _____

_____
_____
_____
_____

RUN #: _____   DISPATCH CODE: _____

TRANSPORTED TO: _____

NOTES: _____

_____

_____

_____

_____

RUN #: _____   DISPATCH CODE: _____

TRANSPORTED TO: _____

NOTES: _____

_____

_____

_____

_____

RUN #: _____   DISPATCH CODE: _____

TRANSPORTED TO: _____

NOTES: _____

_____

_____

_____

_____

DATE:
UNIT #:
COVERAGE AREA:
PARTNER:

RUN #: _____   DISPATCH CODE: _____

TRANSPORTED TO: _____

NOTES: _____
_____
_____
_____
_____

RUN #: _____   DISPATCH CODE: _____

TRANSPORTED TO: _____

NOTES: _____
_____
_____
_____
_____

RUN #: _____ DISPATCH CODE: _____

TRANSPORTED TO: _____

NOTES: _____

_____

_____

_____

_____

RUN #: _____ DISPATCH CODE: _____

TRANSPORTED TO: _____

NOTES: _____

_____

_____

_____

_____

RUN #: _____ DISPATCH CODE: _____

TRANSPORTED TO: _____

NOTES: _____

_____

_____

_____

_____

DATE:
UNIT #:
COVERAGE AREA:
PARTNER:

RUN #: _____ DISPATCH CODE: _____

TRANSPORTED TO: _____

NOTES: _____
_____
_____
_____
_____

RUN #: _____ DISPATCH CODE: _____

TRANSPORTED TO: _____

NOTES: _____
_____
_____
_____
_____

RUN #: _____ DISPATCH CODE: _____

TRANSPORTED TO: _____

NOTES: _____

_____

_____

_____

_____

RUN #: _____ DISPATCH CODE: _____

TRANSPORTED TO: _____

NOTES: _____

_____

_____

_____

_____

RUN #: _____ DISPATCH CODE: _____

TRANSPORTED TO: _____

NOTES: _____

_____

_____

_____

_____

DATE: _____

UNIT #: _____

COVERAGE AREA: _____

PARTNER: _____

RUN #: _____   DISPATCH CODE: _____

TRANSPORTED TO: _____

NOTES: _____

_____

_____

_____

_____

RUN #: _____   DISPATCH CODE: _____

TRANSPORTED TO: _____

NOTES: _____

_____

_____

_____

_____

RUN #: _____ DISPATCH CODE: _____

TRANSPORTED TO: _____

NOTES: _____
_____
_____
_____
_____

RUN #: _____ DISPATCH CODE: _____

TRANSPORTED TO: _____

NOTES: _____
_____
_____
_____
_____

RUN #: _____ DISPATCH CODE: _____

TRANSPORTED TO: _____

NOTES: _____
_____
_____
_____
_____

DATE: _____

UNIT #: _____

COVERAGE AREA: _____

PARTNER: _____

RUN #: _____   DISPATCH CODE: _____

TRANSPORTED TO: _____

NOTES: _____
_____
_____
_____
_____

RUN #: _____   DISPATCH CODE: _____

TRANSPORTED TO: _____

NOTES: _____
_____
_____
_____
_____

RUN #: _____   DISPATCH CODE: _____

TRANSPORTED TO: _____

NOTES: _____

_____

_____

_____

_____

RUN #: _____   DISPATCH CODE: _____

TRANSPORTED TO: _____

NOTES: _____

_____

_____

_____

_____

RUN #: _____   DISPATCH CODE: _____

TRANSPORTED TO: _____

NOTES: _____

_____

_____

_____

_____

DATE: _____

UNIT #: _____

COVERAGE AREA: _____

PARTNER: _____

RUN #: _____   DISPATCH CODE: _____

TRANSPORTED TO: _____

NOTES: _____

_____

_____

_____

_____

_____

RUN #: _____   DISPATCH CODE: _____

TRANSPORTED TO: _____

NOTES: _____

_____

_____

_____

_____

_____

RUN #: _____ DISPATCH CODE: _____

TRANSPORTED TO: _____

NOTES: _____
_____
_____
_____
_____

RUN #: _____ DISPATCH CODE: _____

TRANSPORTED TO: _____

NOTES: _____
_____
_____
_____
_____

RUN #: _____ DISPATCH CODE: _____

TRANSPORTED TO: _____

NOTES: _____
_____
_____
_____
_____

DATE:	
UNIT #:	
COVERAGE AREA:	
PARTNER:	

RUN #: _____   **DISPATCH CODE:** _____

TRANSPORTED TO: _____

NOTES: _____

_____

_____

_____

_____

_____

RUN #: _____   **DISPATCH CODE:** _____

TRANSPORTED TO: _____

NOTES: _____

_____

_____

_____

_____

_____

RUN #: _____   DISPATCH CODE: _____

TRANSPORTED TO: _____

NOTES: _____

_____

_____

_____

_____

RUN #: _____   DISPATCH CODE: _____

TRANSPORTED TO: _____

NOTES: _____

_____

_____

_____

_____

RUN #: _____   DISPATCH CODE: _____

TRANSPORTED TO: _____

NOTES: _____

_____

_____

_____

_____

DATE: _____

UNIT #: _____

COVERAGE AREA: _____

PARTNER: _____

RUN #: _____   DISPATCH CODE: _____

TRANSPORTED TO: _____

NOTES: _____

_____

_____

_____

_____

_____

RUN #: _____   DISPATCH CODE: _____

TRANSPORTED TO: _____

NOTES: _____

_____

_____

_____

_____

RUN #: _____ DISPATCH CODE: _____

TRANSPORTED TO: _____

NOTES: _____

_____

_____

_____

_____

RUN #: _____ DISPATCH CODE: _____

TRANSPORTED TO: _____

NOTES: _____

_____

_____

_____

_____

RUN #: _____ DISPATCH CODE: _____

TRANSPORTED TO: _____

NOTES: _____

_____

_____

_____

_____

DATE:
UNIT #:
COVERAGE AREA:
PARTNER:

RUN #: _____ DISPATCH CODE: _____

TRANSPORTED TO: _____

NOTES: _____
_____
_____
_____
_____

RUN #: _____ DISPATCH CODE: _____

TRANSPORTED TO: _____

NOTES: _____
_____
_____
_____
_____

RUN #: _____   DISPATCH CODE: _____

TRANSPORTED TO: _____

NOTES: _____

_____

_____

_____

_____

RUN #: _____   DISPATCH CODE: _____

TRANSPORTED TO: _____

NOTES: _____

_____

_____

_____

_____

RUN #: _____   DISPATCH CODE: _____

TRANSPORTED TO: _____

NOTES: _____

_____

_____

_____

_____

DATE:

UNIT #:

COVERAGE AREA:

PARTNER:

RUN #: _____   DISPATCH CODE: _____

TRANSPORTED TO: _____

NOTES: _____

_____

_____

_____

_____

RUN #: _____   DISPATCH CODE: _____

TRANSPORTED TO: _____

NOTES: _____

_____

_____

_____

_____

RUN #: _____   DISPATCH CODE: _____

TRANSPORTED TO: _____

NOTES: _____

_____

_____

_____

_____

RUN #: _____   DISPATCH CODE: _____

TRANSPORTED TO: _____

NOTES: _____

_____

_____

_____

_____

RUN #: _____   DISPATCH CODE: _____

TRANSPORTED TO: _____

NOTES: _____

_____

_____

_____

_____

DATE: _____

UNIT #: _____

COVERAGE AREA: _____

PARTNER: _____

RUN #: _____ **DISPATCH CODE:** _____

TRANSPORTED TO: _____

NOTES: _____

_____

_____

_____

_____

RUN #: _____ **DISPATCH CODE:** _____

TRANSPORTED TO: _____

NOTES: _____

_____

_____

_____

_____

RUN #: _____   DISPATCH CODE: _____

TRANSPORTED TO: _____

NOTES: _____

_____

_____

_____

_____

RUN #: _____   DISPATCH CODE: _____

TRANSPORTED TO: _____

NOTES: _____

_____

_____

_____

_____

RUN #: _____   DISPATCH CODE: _____

TRANSPORTED TO: _____

NOTES: _____

_____

_____

_____

_____

DATE: _____

UNIT #: _____

COVERAGE AREA: _____

PARTNER: _____

RUN #: _____ **DISPATCH CODE:** _____

TRANSPORTED TO: _____

NOTES: _____

_____

_____

_____

_____

RUN #: _____ **DISPATCH CODE:** _____

TRANSPORTED TO: _____

NOTES: _____

_____

_____

_____

_____

RUN #: _____ DISPATCH CODE: _____

TRANSPORTED TO: _____

NOTES: _____

_____

_____

_____

_____

RUN #: _____ DISPATCH CODE: _____

TRANSPORTED TO: _____

NOTES: _____

_____

_____

_____

_____

RUN #: _____ DISPATCH CODE: _____

TRANSPORTED TO: _____

NOTES: _____

_____

_____

_____

_____

DATE:

UNIT #:

COVERAGE AREA:

PARTNER:

RUN #: _____   DISPATCH CODE: _____

TRANSPORTED TO: _____

NOTES: _____

_____

_____

_____

_____

RUN #: _____   DISPATCH CODE: _____

TRANSPORTED TO: _____

NOTES: _____

_____

_____

_____

_____

RUN #: _____   DISPATCH CODE: _____

TRANSPORTED TO: _____

NOTES: _____
_____
_____
_____
_____

RUN #: _____   DISPATCH CODE: _____

TRANSPORTED TO: _____

NOTES: _____
_____
_____
_____
_____

RUN #: _____   DISPATCH CODE: _____

TRANSPORTED TO: _____

NOTES: _____
_____
_____
_____
_____

DATE:

UNIT #:

COVERAGE AREA:

PARTNER:

RUN #: _____   DISPATCH CODE: _____

TRANSPORTED TO: _____

NOTES: _____

_____

_____

_____

_____

RUN #: _____   DISPATCH CODE: _____

TRANSPORTED TO: _____

NOTES: _____

_____

_____

_____

_____

RUN #: _____   DISPATCH CODE: _____

TRANSPORTED TO: _____

NOTES: _____

_____

_____

_____

_____

RUN #: _____   DISPATCH CODE: _____

TRANSPORTED TO: _____

NOTES: _____

_____

_____

_____

_____

RUN #: _____   DISPATCH CODE: _____

TRANSPORTED TO: _____

NOTES: _____

_____

_____

_____

_____

DATE:
UNIT #:
COVERAGE AREA:
PARTNER:

RUN #: _____ DISPATCH CODE: _____

TRANSPORTED TO: _____

NOTES: _____

_____

_____

_____

_____

RUN #: _____ DISPATCH CODE: _____

TRANSPORTED TO: _____

NOTES: _____

_____

_____

_____

_____

RUN #: _____ DISPATCH CODE: _____

TRANSPORTED TO: _____

NOTES: _____

_____

_____

_____

_____

RUN #: _____ DISPATCH CODE: _____

TRANSPORTED TO: _____

NOTES: _____

_____

_____

_____

_____

RUN #: _____ DISPATCH CODE: _____

TRANSPORTED TO: _____

NOTES: _____

_____

_____

_____

_____

DATE:

UNIT #:

COVERAGE AREA:

PARTNER:

RUN #: _____   DISPATCH CODE: _____

TRANSPORTED TO: _____

NOTES: _____

_____

_____

_____

_____

RUN #: _____   DISPATCH CODE: _____

TRANSPORTED TO: _____

NOTES: _____

_____

_____

_____

_____

RUN #: _____ DISPATCH CODE: _____

TRANSPORTED TO: _____

NOTES: _____
_____
_____
_____
_____

RUN #: _____ DISPATCH CODE: _____

TRANSPORTED TO: _____

NOTES: _____
_____
_____
_____
_____

RUN #: _____ DISPATCH CODE: _____

TRANSPORTED TO: _____

NOTES: _____
_____
_____
_____
_____

DATE:

UNIT #:

COVERAGE AREA:

PARTNER:

RUN #: _____   DISPATCH CODE: _____

TRANSPORTED TO: _____

NOTES: _____

_____

_____

_____

_____

RUN #: _____   DISPATCH CODE: _____

TRANSPORTED TO: _____

NOTES: _____

_____

_____

_____

_____

RUN #: _____ DISPATCH CODE: _____

TRANSPORTED TO: _____

NOTES: _____

_____

_____

_____

_____

RUN #: _____ DISPATCH CODE: _____

TRANSPORTED TO: _____

NOTES: _____

_____

_____

_____

_____

RUN #: _____ DISPATCH CODE: _____

TRANSPORTED TO: _____

NOTES: _____

_____

_____

_____

_____

DATE:

UNIT #:

COVERAGE AREA:

PARTNER:

RUN #: _____   DISPATCH CODE: _____

TRANSPORTED TO: _____

NOTES: _____

_____

_____

_____

_____

RUN #: _____   DISPATCH CODE: _____

TRANSPORTED TO: _____

NOTES: _____

_____

_____

_____

_____

RUN #: _____   DISPATCH CODE: _____

TRANSPORTED TO: _____

NOTES: _____

_____

_____

_____

_____

RUN #: _____   DISPATCH CODE: _____

TRANSPORTED TO: _____

NOTES: _____

_____

_____

_____

_____

RUN #: _____   DISPATCH CODE: _____

TRANSPORTED TO: _____

NOTES: _____

_____

_____

_____

_____

DATE:

UNIT #:

COVERAGE AREA:

PARTNER:

RUN #: _____   DISPATCH CODE: _____

TRANSPORTED TO: _____

NOTES: _____

_____

_____

_____

_____

RUN #: _____   DISPATCH CODE: _____

TRANSPORTED TO: _____

NOTES: _____

_____

_____

_____

_____

RUN #: _____   DISPATCH CODE: _____

TRANSPORTED TO: _____

NOTES: _____

_____

_____

_____

_____

RUN #: _____   DISPATCH CODE: _____

TRANSPORTED TO: _____

NOTES: _____

_____

_____

_____

_____

RUN #: _____   DISPATCH CODE: _____

TRANSPORTED TO: _____

NOTES: _____

_____

_____

_____

_____

DATE:

UNIT #:

COVERAGE AREA:

PARTNER:

RUN #: _____   DISPATCH CODE: _____

TRANSPORTED TO: _____

NOTES: _____

_____

_____

_____

_____

RUN #: _____   DISPATCH CODE: _____

TRANSPORTED TO: _____

NOTES: _____

_____

_____

_____

_____

RUN #: _____   DISPATCH CODE: _____

TRANSPORTED TO: _____

NOTES: _____

_____

_____

_____

_____

RUN #: _____   DISPATCH CODE: _____

TRANSPORTED TO: _____

NOTES: _____

_____

_____

_____

_____

RUN #: _____   DISPATCH CODE: _____

TRANSPORTED TO: _____

NOTES: _____

_____

_____

_____

_____

DATE:
UNIT #:
COVERAGE AREA:
PARTNER:

RUN #: _____ DISPATCH CODE: _____

TRANSPORTED TO: _____

NOTES: _____
_____
_____
_____
_____

RUN #: _____ DISPATCH CODE: _____

TRANSPORTED TO: _____

NOTES: _____
_____
_____
_____
_____

RUN #: _____ DISPATCH CODE: _____

TRANSPORTED TO: _____

NOTES: _____

_____

_____

_____

_____

RUN #: _____ DISPATCH CODE: _____

TRANSPORTED TO: _____

NOTES: _____

_____

_____

_____

_____

RUN #: _____ DISPATCH CODE: _____

TRANSPORTED TO: _____

NOTES: _____

_____

_____

_____

_____

DATE: _____

UNIT #: _____

COVERAGE AREA: _____

PARTNER: _____

RUN #: _____ DISPATCH CODE: _____

TRANSPORTED TO: _____

NOTES: _____
_____
_____
_____
_____

RUN #: _____ DISPATCH CODE: _____

TRANSPORTED TO: _____

NOTES: _____
_____
_____
_____
_____

RUN #: _____   DISPATCH CODE: _____

TRANSPORTED TO: _____

NOTES: _____

_____

_____

_____

_____

RUN #: _____   DISPATCH CODE: _____

TRANSPORTED TO: _____

NOTES: _____

_____

_____

_____

_____

RUN #: _____   DISPATCH CODE: _____

TRANSPORTED TO: _____

NOTES: _____

_____

_____

_____

_____

DATE:
UNIT #:
COVERAGE AREA:
PARTNER:

RUN #: _____ DISPATCH CODE: _____

TRANSPORTED TO: _____

NOTES: _____
_____
_____
_____
_____

RUN #: _____ DISPATCH CODE: _____

TRANSPORTED TO: _____

NOTES: _____
_____
_____
_____
_____

RUN #: _____ DISPATCH CODE: _____

TRANSPORTED TO: _____

NOTES: _____

_____

_____

_____

_____

RUN #: _____ DISPATCH CODE: _____

TRANSPORTED TO: _____

NOTES: _____

_____

_____

_____

_____

RUN #: _____ DISPATCH CODE: _____

TRANSPORTED TO: _____

NOTES: _____

_____

_____

_____

_____

DATE:
UNIT #:
COVERAGE AREA:
PARTNER:

RUN #: _____   DISPATCH CODE: _____
TRANSPORTED TO: _____
NOTES: _____
_____
_____
_____
_____

RUN #: _____   DISPATCH CODE: _____
TRANSPORTED TO: _____
NOTES: _____
_____
_____
_____
_____

RUN #: _____ DISPATCH CODE: _____

TRANSPORTED TO: _____

NOTES: _____
_____
_____
_____
_____

RUN #: _____ DISPATCH CODE: _____

TRANSPORTED TO: _____

NOTES: _____
_____
_____
_____
_____

RUN #: _____ DISPATCH CODE: _____

TRANSPORTED TO: _____

NOTES: _____
_____
_____
_____
_____

DATE:
UNIT #:
COVERAGE AREA:
PARTNER:

RUN #: _____   DISPATCH CODE: _____

TRANSPORTED TO: _____

NOTES: _____

_____

_____

_____

_____

RUN #: _____   DISPATCH CODE: _____

TRANSPORTED TO: _____

NOTES: _____

_____

_____

_____

_____

RUN #: _____   DISPATCH CODE: _____

TRANSPORTED TO: _____

NOTES: _____
_____
_____
_____
_____

RUN #: _____   DISPATCH CODE: _____

TRANSPORTED TO: _____

NOTES: _____
_____
_____
_____
_____

RUN #: _____   DISPATCH CODE: _____

TRANSPORTED TO: _____

NOTES: _____
_____
_____
_____
_____

DATE: _____

UNIT #: _____

COVERAGE AREA: _____

PARTNER: _____

RUN #: _____   DISPATCH CODE: _____

TRANSPORTED TO: _____

NOTES: _____

_____

_____

_____

_____

RUN #: _____   DISPATCH CODE: _____

TRANSPORTED TO: _____

NOTES: _____

_____

_____

_____

_____

RUN #: _____ DISPATCH CODE: _____

TRANSPORTED TO: _____

NOTES: _____

_____

_____

_____

_____

RUN #: _____ DISPATCH CODE: _____

TRANSPORTED TO: _____

NOTES: _____

_____

_____

_____

_____

RUN #: _____ DISPATCH CODE: _____

TRANSPORTED TO: _____

NOTES: _____

_____

_____

_____

_____

DATE: _____
UNIT #: _____
COVERAGE AREA: _____
PARTNER: _____

RUN #: _____   DISPATCH CODE: _____

TRANSPORTED TO: _____

NOTES: _____
_____
_____
_____
_____
_____

RUN #: _____   DISPATCH CODE: _____

TRANSPORTED TO: _____

NOTES: _____
_____
_____
_____
_____
_____

RUN #: _____ DISPATCH CODE: _____

TRANSPORTED TO: _____

NOTES: _____

_____

_____

_____

_____

RUN #: _____ DISPATCH CODE: _____

TRANSPORTED TO: _____

NOTES: _____

_____

_____

_____

_____

RUN #: _____ DISPATCH CODE: _____

TRANSPORTED TO: _____

NOTES: _____

_____

_____

_____

_____

DATE:

UNIT #:

COVERAGE AREA:

PARTNER:

RUN #: _____ DISPATCH CODE: _____

TRANSPORTED TO: _____

NOTES: _____

_____

_____

_____

_____

RUN #: _____ DISPATCH CODE: _____

TRANSPORTED TO: _____

NOTES: _____

_____

_____

_____

_____

RUN #: _____   DISPATCH CODE: _____

TRANSPORTED TO: _____

NOTES: _____

_____

_____

_____

_____

RUN #: _____   DISPATCH CODE: _____

TRANSPORTED TO: _____

NOTES: _____

_____

_____

_____

_____

RUN #: _____   DISPATCH CODE: _____

TRANSPORTED TO: _____

NOTES: _____

_____

_____

_____

_____

DATE:

UNIT #:

COVERAGE AREA:

PARTNER:

RUN #: _____   DISPATCH CODE: _____

TRANSPORTED TO: _____

NOTES: _____

_____

_____

_____

_____

RUN #: _____   DISPATCH CODE: _____

TRANSPORTED TO: _____

NOTES: _____

_____

_____

_____

_____

RUN #: _____   DISPATCH CODE: _____

TRANSPORTED TO: _____

NOTES: _____

_____

_____

_____

_____

RUN #: _____   DISPATCH CODE: _____

TRANSPORTED TO: _____

NOTES: _____

_____

_____

_____

_____

RUN #: _____   DISPATCH CODE: _____

TRANSPORTED TO: _____

NOTES: _____

_____

_____

_____

_____

DATE:
UNIT #:
COVERAGE AREA:
PARTNER:

RUN #: _____   DISPATCH CODE: _____

TRANSPORTED TO: _____

NOTES: _____
_____
_____
_____
_____

RUN #: _____   DISPATCH CODE: _____

TRANSPORTED TO: _____

NOTES: _____
_____
_____
_____
_____

RUN #: _____   DISPATCH CODE: _____

TRANSPORTED TO: _____

NOTES: _____

_____

_____

_____

_____

RUN #: _____   DISPATCH CODE: _____

TRANSPORTED TO: _____

NOTES: _____

_____

_____

_____

_____

RUN #: _____   DISPATCH CODE: _____

TRANSPORTED TO: _____

NOTES: _____

_____

_____

_____

_____

DATE: _____

UNIT #: _____

COVERAGE AREA: _____

PARTNER: _____

RUN #: _____   **DISPATCH CODE:** _____

TRANSPORTED TO: _____

NOTES: _____

_____

_____

_____

_____

RUN #: _____   **DISPATCH CODE:** _____

TRANSPORTED TO: _____

NOTES: _____

_____

_____

_____

_____

RUN #: _____   DISPATCH CODE: _____

TRANSPORTED TO: _____

NOTES: _____

_____

_____

_____

_____

RUN #: _____   DISPATCH CODE: _____

TRANSPORTED TO: _____

NOTES: _____

_____

_____

_____

_____

RUN #: _____   DISPATCH CODE: _____

TRANSPORTED TO: _____

NOTES: _____

_____

_____

_____

_____

DATE: _____

UNIT #: _____

COVERAGE AREA: _____

PARTNER: _____

RUN #: _____   DISPATCH CODE: _____

TRANSPORTED TO: _____

NOTES: _____

_____

_____

_____

_____

_____

RUN #: _____   DISPATCH CODE: _____

TRANSPORTED TO: _____

NOTES: _____

_____

_____

_____

_____

_____

RUN #: _____   DISPATCH CODE: _____

TRANSPORTED TO: _____

NOTES: _____

_____

_____

_____

_____

RUN #: _____   DISPATCH CODE: _____

TRANSPORTED TO: _____

NOTES: _____

_____

_____

_____

_____

RUN #: _____   DISPATCH CODE: _____

TRANSPORTED TO: _____

NOTES: _____

_____

_____

_____

_____

DATE:	
UNIT #:	
COVERAGE AREA:	
PARTNER:	

RUN #: _____   DISPATCH CODE: _____

TRANSPORTED TO: _____

NOTES: _____

_____

_____

_____

_____

RUN #: _____   DISPATCH CODE: _____

TRANSPORTED TO: _____

NOTES: _____

_____

_____

_____

_____

RUN #: _____   DISPATCH CODE: _____

TRANSPORTED TO: _____

NOTES: _____

_____

_____

_____

_____

RUN #: _____   DISPATCH CODE: _____

TRANSPORTED TO: _____

NOTES: _____

_____

_____

_____

_____

RUN #: _____   DISPATCH CODE: _____

TRANSPORTED TO: _____

NOTES: _____

_____

_____

_____

_____

DATE:
UNIT #:
COVERAGE AREA:
PARTNER:

RUN #: _____   DISPATCH CODE: _____

TRANSPORTED TO: _____

NOTES: _____

_____

_____

_____

_____

RUN #: _____   DISPATCH CODE: _____

TRANSPORTED TO: _____

NOTES: _____

_____

_____

_____

_____

RUN #: _____ DISPATCH CODE: _____

TRANSPORTED TO: _____

NOTES: _____
_____
_____
_____
_____

RUN #: _____ DISPATCH CODE: _____

TRANSPORTED TO: _____

NOTES: _____
_____
_____
_____
_____

RUN #: _____ DISPATCH CODE: _____

TRANSPORTED TO: _____

NOTES: _____
_____
_____
_____
_____

DATE:

UNIT #:

COVERAGE AREA:

PARTNER:

RUN #: _____   DISPATCH CODE: _____

TRANSPORTED TO: _____

NOTES: _____

_____

_____

_____

_____

RUN #: _____   DISPATCH CODE: _____

TRANSPORTED TO: _____

NOTES: _____

_____

_____

_____

_____

RUN #: _____   DISPATCH CODE: _____

TRANSPORTED TO: _____

NOTES: _____

_____

_____

_____

_____

RUN #: _____   DISPATCH CODE: _____

TRANSPORTED TO: _____

NOTES: _____

_____

_____

_____

_____

RUN #: _____   DISPATCH CODE: _____

TRANSPORTED TO: _____

NOTES: _____

_____

_____

_____

_____

DATE: _____

UNIT #: _____

COVERAGE AREA: _____

PARTNER: _____

RUN #: _____ **DISPATCH CODE:** _____

TRANSPORTED TO: _____

NOTES: _____

_____

_____

_____

_____

RUN #: _____ **DISPATCH CODE:** _____

TRANSPORTED TO: _____

NOTES: _____

_____

_____

_____

_____

RUN #: _____ DISPATCH CODE: _____

TRANSPORTED TO: _____

NOTES: _____
_____
_____
_____
_____

RUN #: _____ DISPATCH CODE: _____

TRANSPORTED TO: _____

NOTES: _____
_____
_____
_____
_____

RUN #: _____ DISPATCH CODE: _____

TRANSPORTED TO: _____

NOTES: _____
_____
_____
_____
_____

DATE:

UNIT #:

COVERAGE AREA:

PARTNER:

RUN #: _____   DISPATCH CODE: _____

TRANSPORTED TO: _____

NOTES: _____

_____

_____

_____

_____

RUN #: _____   DISPATCH CODE: _____

TRANSPORTED TO: _____

NOTES: _____

_____

_____

_____

_____

RUN #: _____   DISPATCH CODE: _____

TRANSPORTED TO: _____

NOTES: _____

_____

_____

_____

_____

RUN #: _____   DISPATCH CODE: _____

TRANSPORTED TO: _____

NOTES: _____

_____

_____

_____

_____

RUN #: _____   DISPATCH CODE: _____

TRANSPORTED TO: _____

NOTES: _____

_____

_____

_____

_____

DATE:
UNIT #:
COVERAGE AREA:
PARTNER:

RUN #: _____   DISPATCH CODE: _____

TRANSPORTED TO: _____

NOTES: _____
_____
_____
_____
_____

RUN #: _____   DISPATCH CODE: _____

TRANSPORTED TO: _____

NOTES: _____
_____
_____
_____
_____

RUN #: _____   DISPATCH CODE: _____

TRANSPORTED TO: _____

NOTES: _____

_____

_____

_____

_____

RUN #: _____   DISPATCH CODE: _____

TRANSPORTED TO: _____

NOTES: _____

_____

_____

_____

_____

RUN #: _____   DISPATCH CODE: _____

TRANSPORTED TO: _____

NOTES: _____

_____

_____

_____

_____

DATE: _____

UNIT #: _____

COVERAGE AREA: _____

PARTNER: _____

RUN #: _____ **DISPATCH CODE:** _____

TRANSPORTED TO: _____

NOTES: _____

_____

_____

_____

_____

RUN #: _____ **DISPATCH CODE:** _____

TRANSPORTED TO: _____

NOTES: _____

_____

_____

_____

_____

RUN #: _____ DISPATCH CODE: _____

TRANSPORTED TO: _____

NOTES: _____
_____
_____
_____
_____

RUN #: _____ DISPATCH CODE: _____

TRANSPORTED TO: _____

NOTES: _____
_____
_____
_____
_____

RUN #: _____ DISPATCH CODE: _____

TRANSPORTED TO: _____

NOTES: _____
_____
_____
_____
_____

DATE: _____
UNIT #: _____
COVERAGE AREA: _____
PARTNER: _____

———————   ———————

RUN #: _____   DISPATCH CODE: _____

TRANSPORTED TO: _____

NOTES: _____
_____
_____
_____
_____

RUN #: _____   DISPATCH CODE: _____

TRANSPORTED TO: _____

NOTES: _____
_____
_____
_____
_____

RUN #: _____ DISPATCH CODE: _____

TRANSPORTED TO: _____

NOTES: _____

_____

_____

_____

_____

RUN #: _____ DISPATCH CODE: _____

TRANSPORTED TO: _____

NOTES: _____

_____

_____

_____

_____

RUN #: _____ DISPATCH CODE: _____

TRANSPORTED TO: _____

NOTES: _____

_____

_____

_____

_____

DATE:

UNIT #:

COVERAGE AREA:

PARTNER:

RUN #: _____   DISPATCH CODE: _____

TRANSPORTED TO: _____

NOTES: _____

_____

_____

_____

_____

RUN #: _____   DISPATCH CODE: _____

TRANSPORTED TO: _____

NOTES: _____

_____

_____

_____

_____

RUN #: _____ DISPATCH CODE: _____

TRANSPORTED TO: _____

NOTES: _____

_____

_____

_____

_____

RUN #: _____ DISPATCH CODE: _____

TRANSPORTED TO: _____

NOTES: _____

_____

_____

_____

_____

RUN #: _____ DISPATCH CODE: _____

TRANSPORTED TO: _____

NOTES: _____

_____

_____

_____

_____

DATE: _____

UNIT #: _____

COVERAGE AREA: _____

PARTNER: _____

RUN #: _____ DISPATCH CODE: _____

TRANSPORTED TO: _____

NOTES: _____

_____

_____

_____

_____

RUN #: _____ DISPATCH CODE: _____

TRANSPORTED TO: _____

NOTES: _____

_____

_____

_____

_____

RUN #: _____ DISPATCH CODE: _____

TRANSPORTED TO: _____

NOTES: _____

_____

_____

_____

_____

RUN #: _____ DISPATCH CODE: _____

TRANSPORTED TO: _____

NOTES: _____

_____

_____

_____

_____

RUN #: _____ DISPATCH CODE: _____

TRANSPORTED TO: _____

NOTES: _____

_____

_____

_____

_____

DATE:

UNIT #:

COVERAGE AREA:

PARTNER:

RUN #: _____   DISPATCH CODE: _____

TRANSPORTED TO: _____

NOTES: _____

_____

_____

_____

_____

RUN #: _____   DISPATCH CODE: _____

TRANSPORTED TO: _____

NOTES: _____

_____

_____

_____

_____

RUN #: _____   DISPATCH CODE: _____

TRANSPORTED TO: _____

NOTES: _____

_____

_____

_____

_____

RUN #: _____   DISPATCH CODE: _____

TRANSPORTED TO: _____

NOTES: _____

_____

_____

_____

_____

RUN #: _____   DISPATCH CODE: _____

TRANSPORTED TO: _____

NOTES: _____

_____

_____

_____

_____

DATE:	_____
UNIT #:	_____
COVERAGE AREA:	_____
PARTNER:	_____

RUN #: _____   DISPATCH CODE: _____

TRANSPORTED TO: _____

NOTES: _____

_____

_____

_____

_____

_____

RUN #: _____   DISPATCH CODE: _____

TRANSPORTED TO: _____

NOTES: _____

_____

_____

_____

_____

RUN #: _____   DISPATCH CODE: _____

TRANSPORTED TO: _____

NOTES: _____
_____
_____
_____
_____

RUN #: _____   DISPATCH CODE: _____

TRANSPORTED TO: _____

NOTES: _____
_____
_____
_____
_____

RUN #: _____   DISPATCH CODE: _____

TRANSPORTED TO: _____

NOTES: _____
_____
_____
_____
_____

DATE: _____

UNIT #: _____

COVERAGE AREA: _____

PARTNER: _____

RUN #: _____ DISPATCH CODE: _____

TRANSPORTED TO: _____

NOTES: _____

_____

_____

_____

_____

RUN #: _____ DISPATCH CODE: _____

TRANSPORTED TO: _____

NOTES: _____

_____

_____

_____

_____

RUN #: _____   DISPATCH CODE: _____

TRANSPORTED TO: _____

NOTES: _____

_____

_____

_____

_____

RUN #: _____   DISPATCH CODE: _____

TRANSPORTED TO: _____

NOTES: _____

_____

_____

_____

_____

RUN #: _____   DISPATCH CODE: _____

TRANSPORTED TO: _____

NOTES: _____

_____

_____

_____

_____

DATE:

UNIT #:

COVERAGE AREA:

PARTNER:

RUN #: _____   DISPATCH CODE: _____

TRANSPORTED TO: _____

NOTES: _____

_____

_____

_____

_____

RUN #: _____   DISPATCH CODE: _____

TRANSPORTED TO: _____

NOTES: _____

_____

_____

_____

_____

RUN #: _____   DISPATCH CODE: _____

TRANSPORTED TO: _____

NOTES: _____

_____

_____

_____

_____

RUN #: _____   DISPATCH CODE: _____

TRANSPORTED TO: _____

NOTES: _____

_____

_____

_____

_____

RUN #: _____   DISPATCH CODE: _____

TRANSPORTED TO: _____

NOTES: _____

_____

_____

_____

_____

DATE:	
UNIT #:	
COVERAGE AREA:	
PARTNER:	

RUN #: _____   DISPATCH CODE: _____

TRANSPORTED TO: _____

NOTES: _____

_____

_____

_____

_____

RUN #: _____   DISPATCH CODE: _____

TRANSPORTED TO: _____

NOTES: _____

_____

_____

_____

_____

RUN #: _____   DISPATCH CODE: _____

TRANSPORTED TO: _____

NOTES: _____

_____

_____

_____

_____

RUN #: _____   DISPATCH CODE: _____

TRANSPORTED TO: _____

NOTES: _____

_____

_____

_____

_____

RUN #: _____   DISPATCH CODE: _____

TRANSPORTED TO: _____

NOTES: _____

_____

_____

_____

_____

DATE:
UNIT #:
COVERAGE AREA:
PARTNER:

RUN #: _____   DISPATCH CODE: _____
TRANSPORTED TO: _____
NOTES: _____
_____
_____
_____
_____

RUN #: _____   DISPATCH CODE: _____
TRANSPORTED TO: _____
NOTES: _____
_____
_____
_____
_____

RUN #: _____ DISPATCH CODE: _____

TRANSPORTED TO: _____

NOTES: _____

_____

_____

_____

_____

RUN #: _____ DISPATCH CODE: _____

TRANSPORTED TO: _____

NOTES: _____

_____

_____

_____

_____

RUN #: _____ DISPATCH CODE: _____

TRANSPORTED TO: _____

NOTES: _____

_____

_____

_____

_____

DATE:

UNIT #:

COVERAGE AREA:

PARTNER:

RUN #: _____   DISPATCH CODE: _____

TRANSPORTED TO: _____

NOTES: _____

_____

_____

_____

_____

RUN #: _____   DISPATCH CODE: _____

TRANSPORTED TO: _____

NOTES: _____

_____

_____

_____

_____

RUN #: _____ DISPATCH CODE: _____

TRANSPORTED TO: _____

NOTES: _____

_____

_____

_____

_____

RUN #: _____ DISPATCH CODE: _____

TRANSPORTED TO: _____

NOTES: _____

_____

_____

_____

_____

RUN #: _____ DISPATCH CODE: _____

TRANSPORTED TO: _____

NOTES: _____

_____

_____

_____

_____

www.ingramcontent.com/pod-product-compliance
Lightning Source LLC
Chambersburg PA
CBHW072225170526
45158CB00002BA/755

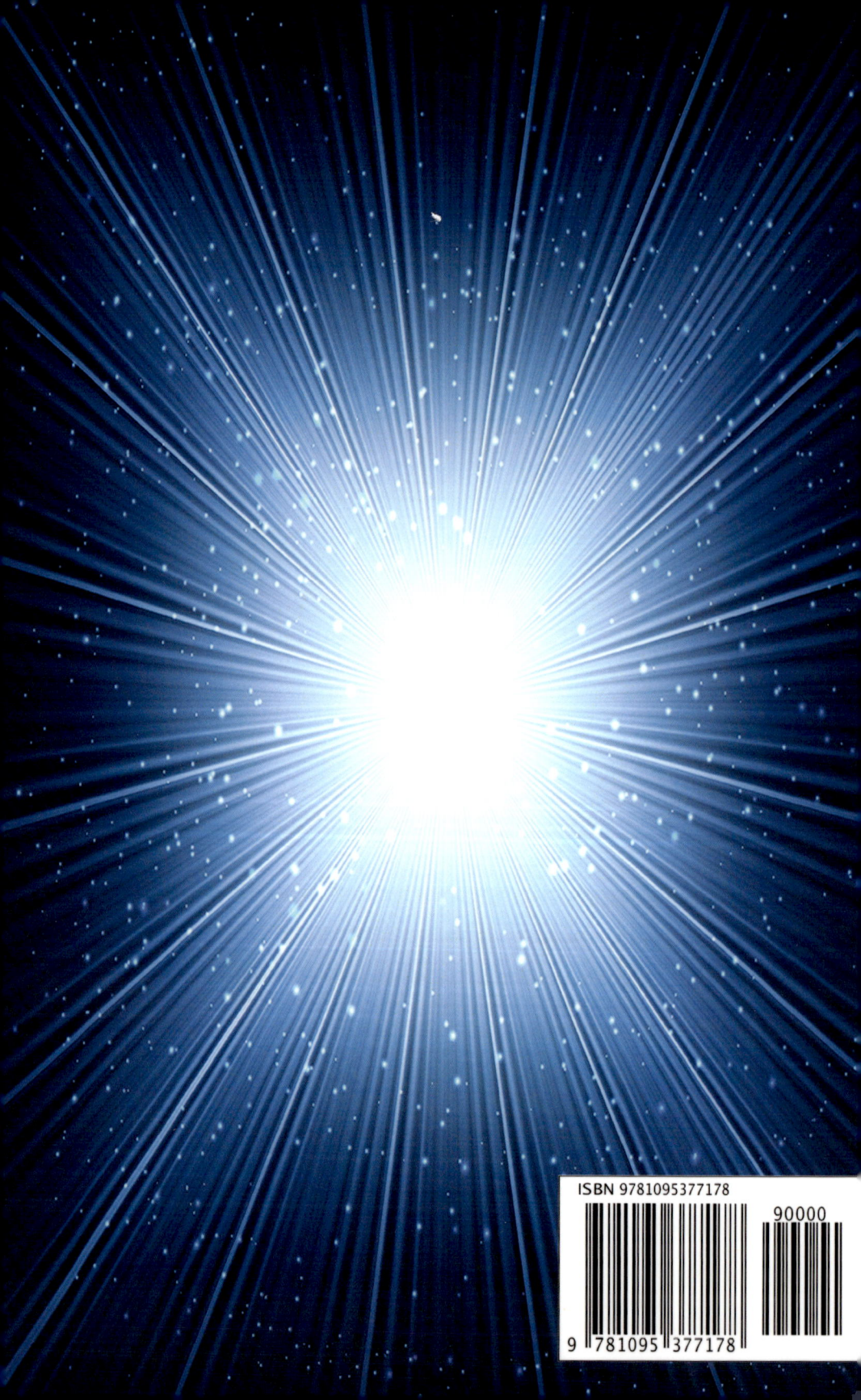